HORMESIS

Pablo Jiménez Sánchez es enfermero, nutricionista y máster en Psiconeuroinmunología clínica. Pablo comenzó su carrera en la salud pública hace 15 años, de los cuales los últimos 8 los ha dedicado a trabajar en cuidados intensivos en los principales hospitales de Madrid.

Más recientemente Pablo se ha dedicado a realizar un intenso trabajo de divulgación sobre salud con enfoque integral, aplicando su perspectiva con base en la medicina evolutiva para concienciar sobre prevención y tratamiento de patologías. Ha dejado el sistema de salud pública para crear «Sapiens rEvolution», donde se dedica a tratar pacientes de manera individualizada, ayudándolos a recuperar el control de su salud con estrategias y herramientas que les permiten sentirse mejor y ganar calidad de vida.

Puedes saber más sobre Sapiens en www.sapiens revolution.com. También puedes escuchar a Pablo en su podcast «Conexión Sapiens» y seguir su trabajo de divulgación en Instagram (@sapiens.revolution), Facebook (Sapiens rEvolution) y YouTube (https://youtube.com/@sapiens.revolution).

Pablo Jiménez Sánchez

Hormesis

*Recupera
tu potencial
ancestral*

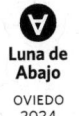

**Luna de
Abajo**

OVIEDO
2024

En este libro las opiniones e ideas de su autor no pretenden sustituir ni contradecir los consejos de su médico u otro profesional sanitario. Si sabe o sospecha que tiene un problema de salud, debe consultar a un profesional sanitario. El autor y el editor renuncian específicamente a cualquier responsabilidad, pérdida o riesgo, personal o de otro tipo, en que se incurra como consecuencia, directa o indirecta, del uso y la aplicación de cualquiera de los contenidos de este libro.

Colección Panacea, 2
Primera edición: mayo de 2024

© DEL TEXTO: Pablo Jiménez Sánchez
  www.sapiensrevolution.com
  Instagram: @sapiens.revolution
  Podcast: Conexión Sapiens
  Facebook: Sapiens rEvolution
  YouTube: https://youtube.com/@sapiens.revolution

© DE LAS IMÁGENES: The Noun Project
© DE ESTA EDICIÓN: Luna de Abajo, 2024

EDITA: Luna de Abajo
  www.lunadeabajo.com
DISEÑO: Pandiella y Ocio
DEPÓSITO LEGAL: AS 00938-2024
ISBN: 978-84-86375-74-4

Impreso en España

Índice

¿Qué es la hormesis y por qué la necesitamos?

P<small>ODRÍA EMPEZAR ESTE LIBRO</small> dándote infinidad de detalles de cómo nuestros antepasados lograron sobrevivir hace 100.000 años. En un entorno mucho más hostil que el actual, aquellos que superaron el hambre, la sed, el frío, el calor o incluso la amenaza de un depredador nos legaron una genética increíblemente resiliente. Aunque… 100.000 años son muchos años, suena lejano y difícil de imaginar…

Pedro y Dolores nacieron en 1934 en un pueblo de Extremadura, una provincia española en la frontera con Portugal. Crecieron en época de posguerra, pasaron hambre (mucha), como otros tantos españoles. Pedro trabajó como pastor y en la construcción, esa de pico y pala, mientras Dolores servía en casas, lavando en el río, inclusive en invierno. Se casaron y se mudaron a Madrid, tuvieron 2 hijas, con la suerte para mí de que una de ellas más tarde sería mi madre.

Pasé mucho tiempo con mis abuelos. Recuerdo a mi abuela en pleno invierno con falda, una chaqueta fina y zapatillas Victoria por la calle. Decía que «las piernas no sienten frío»… ¡serían las suyas! Y mi abuelo en los veranos en el pueblo se iba a pescar porque «en el campo corría más aire que en casa». ¿Aire?, ¿en Extremadura?, ¿en julio?

El caso es que no importaba ni la temperatura que hacía ni si se comía un poco menos un día. ¿Será verdad eso de que «lo que no te mata te hace más fuerte»? Pues hoy este dicho popular está avalado por la ciencia y se llama **hormesis**: pequeñas dosis de estresores naturales producen adaptaciones celulares que nos hacen más resilientes.

Mis abuelos eran extraordinarios sí, pero solo para mí. Como para cada uno de vosotros lo son o eran vuestros padres, abuelos, tíos... que crecieron en tiempos más incómodos y se adaptaron, igual que los *Homo sapiens* de hace 100.000 años. Y todos nos han regalado una genética que debemos usar para no perderla, pues no hacerlo sería un gran desperdicio de nuestro potencial.

¿De qué manera nos beneficia la hormesis?

A LO LARGO DE ESTE LIBRO voy a intentar sintetizar cómo cada estresor provoca unas reacciones en nuestro organismo que terminan haciéndonos, como dice Nassim Taleb, «anti-frágiles».

La extensión del libro no me permite explicar el funcionamiento de cada vía bioquímica, pero sí quisiera presentaros al menos a un actor principal: la Nrf2.

La **Nrf2** es una «transcriptasa», una proteína que cuando se activa migra al núcleo de la célula y señaliza a los genes que tienen que activar para producir enzimas protectoras. Siempre que hay un estímulo natural que podría dañarnos, se activará esta vía para protegernos. Al incorporar estos estímulos de manera controlada logramos activar los mecanismos protectores y aprovechar sus beneficios para todo el organismo.

Y en este libro voy a contaros cuáles son esos mecanismos y por qué son necesarios para nuestra salud.

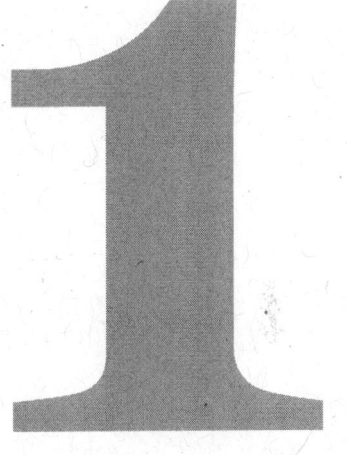

El frío

1

¿Por qué exponernos al frío?

VIVIMOS EN UN ENTORNO de «normotermia». Independientemente de la época del año, en nuestras casas, oficinas y medios de transporte, vivimos todo el año a la misma temperatura.

Aunque pueda resultar incómodo, exponernos al frío puede permitirnos recuperar algunos de los mecanismos ancestrales que se generaron como adaptación a las bajas temperaturas. Y, como toda adaptación aplicada en el contexto moderno, tiene beneficios para nuestra salud: cerebral, metabólica, hormonal e inmune, entre otros.

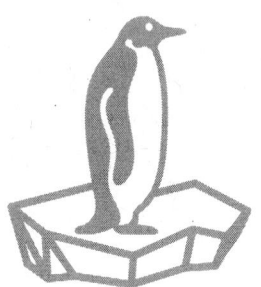

2

Beneficios para nuestro cerebro (¡y nuestra mente!)

DE ACUERDO A LA EVIDENCIA CIENTÍFICA, algunos de los muchos beneficios cerebrales de realizar **baños de agua helada** son:

- Mejor estado de ánimo (tiene potencial como tratamiento antidepresivo)
- Mayor estado de calma y percepción de bienestar
- Mayor foco, motivación y atención
- Prevención de enfermedades neurodegenerativas

¿Y cómo ocurre esta mejora? Sustancias como: adrenalina, noradrenalina, endorfinas, dopamina y serotonina, son responsables de nuestro **estado de ánimo**. Éstas pueden actuar como neurotransmisores (más rápido) o como hormonas (más lento). La inmersión en agua fría funciona como antidepresivo porque dispara una elevada actividad neuronal.

- La **adrenalina** y la **noradrenalina** (NA) son las hormonas que intervienen en la respuesta de lucha/huida de nuestro sistema nervioso simpático. Su función es sacar glucosa y ácidos grasos a la sangre para tener energía que le permita solucionar el desafío estresante. En las inmersiones en frío se produce 4 veces más NA que en otras situaciones de estrés (y es que la NA tiene una función adicional que veremos más adelante).

- Las **endorfinas** se segregan en el cerebro junto con la adrenalina y son principalmente analgésicas. Es la propia droga del cuerpo la que nos anima y nos hace felices.

- La inmersión en agua fría a 14 °C aumenta los niveles de **dopamina** en sangre en un 250 % y el proceso de calentamiento posterior parece aumentar tanto la dopamina como la **serotonina**.

Finalmente, las **proteínas de choque térmico** (HSP) son generalmente conocidas por activarse ante estrés por calor, pero también se activan con frío. En especial una: la RBM3, clave en la protección contra enfermedades neurodegenerativas.

3

Beneficios para el metabolismo

AUNQUE CREAS que no sabes nada sobre la ciencia de la exposición al frío, con seguridad sabes que, al exponerte al frío, tu cuerpo necesita generar calor para sobrevivir.

Esto se debe a que tenemos mecanismos (aunque un poco oxidados de no usarlos) para calentarnos por un tiempo nosotros mismos sin necesidad de elementos externos. Los actores principales del metabolismo en estrés por frío son la **grasa parda** o tejido adiposo marrón (BAT, por sus siglas en inglés), la **adiponectina** y la activación de la **glándula tiroides**.

El BAT se diferencia del tejido adiposo blanco (WAT), entre otras cosas, por su gran cantidad de mitocondrias. Y estas mitocondrias son además especiales: no producen energía.

Y entonces *¿para qué queremos tantas mitocondrias en la grasa parda?* ¡Para producir calor quemando grasa!

Las **mitocondrias** de la grasa parda presentan en su membrana gran cantidad de una proteína (UCP-1), que al realizar su función mitocondrial genera una tasa muy alta de oxidación de ácidos grasos, los cuales producen directamente calor: la grasa parda es el único órgano que literalmente puede «quemar» grasa.

Cuando nos exponemos al frío se produce una descarga de adrenalina y noradrenalina que hace que se liberen ácidos grasos y glucosa a la sangre. En la grasa parda, mientras tanto, se «queman» triglicéridos y se captan ácidos grasos y glucosa a través de un transportador (GLUT4) que migra hacia esa membrana activado por el frío. Todo este proceso se denomina «termogénesis no temblorosa». Si este mecanismo no es suficiente para producir calor, empezaremos a temblar (a tiritar).

Cuando nacemos tenemos más cantidad de grasa parda pero vamos perdiéndola con el tiempo, más aún si nunca nos exponemos al frío. Hay casos en los que se puede perder completamente. El tejido banco puede oscurecerse (hacerse beige) con la exposición al frío: gracias a la estimulación de los baños fríos se puede producir un «**pardeamiento de la grasa**».

En circunstancias normales, solo cantidades muy pequeñas de noradrenalina (NA) de las terminaciones nerviosas simpáticas llegan a la circulación, ya que la mayoría se recapta o se degrada localmente. Sin embargo, durante una actividad simpática intensa, como ocurre con los baños fríos, la noradrenalina liberada por los nervios simpáticos aumenta a un nivel tan alto que llega a la circulación sanguínea. Esto puede causar un gran aumento de NA en la sangre. Y es la NA la que da la señal a la grasa parda para iniciar el proceso de producción de calor.

Por último, el frío no solo aumenta la captación de glucosa en la grasa parda, sino también en los músculos y el resultado de esto es una **mejora de la sensibilidad a la insulina**.

Mientras tanto, en el tejido blanco la exposición al frío aumenta los niveles de **adiponectina**. Ésta es una hormona encargada de regular el metabolismo energético, estimular la oxidación de ácidos grasos, reducir los triglicéridos en sangre y mejorar el metabolismo de la glucosa. Los receptores de adiponectina se expresan en gran cantidad en varias áreas del cerebro, en receptores a través de los cuales regula la sensibilidad a la insulina tanto a nivel cerebral como periférico y estimula la plasticidad neuronal. Esta hormona también muestra actividad antiinflamatoria y reduce el estrés oxidativo. Por todo ello la adiponectina puede contrarrestar los efectos de una vida moderna mejorando el metabolismo e induciendo mecanismos de neuroprotección. Incluso hay investigadores que sugieren que la adiponectina puede ser importante para una **mayor longevidad**.

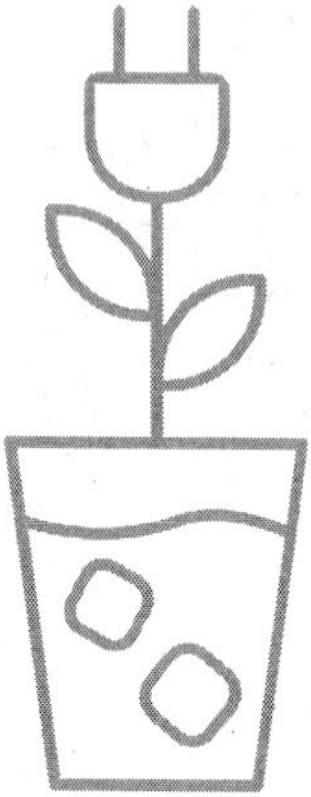

4

Beneficios para la glándula tiroides

LOS BAÑOS EN AGUA FRÍA, aunque sean bastante desagradables, son una muy buena intervención para pacientes con **hipotiroidismo**.

La **glándula tiroides** es el distribuidor de energía del cuerpo. Esta energía puede destinarse al sistema inmune (inflamación) o al metabolismo (actividad vital). El frío es un potente activador de la glándula tiroides, ya que la incita a accionar aquellas enzimas que harán que la grasa parda inicie el proceso de generación de calor. Así, reduce la inflamación crónica generada por el sistema inmune y le devuelve energía al organismo.

Esto colabora con los beneficios neuronales, ya que se manifiesta como mayor «ganas de vivir» y menor apatía.

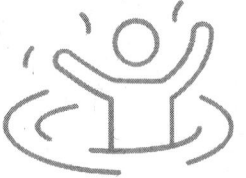

5

Beneficios para el sistema inmune

DE FORMA RESUMIDA se puede decir que los baños fríos fortalecen el sistema inmune y reducen la inflamación. Se ha observado en los estudios un aumento de **leucocitos** y **monocitos**, pero también una recuperación y reducción más eficiente de la inflamación, preparándonos mejor ante una infección, pero sin una excesiva inflamación que pueda ser perjudicial. Dada la estrecha relación entre el sistema inmune y el metabolismo, las mejoras metabólicas y los efectos antioxidantes hacen sinergia mejorando la función inmune.

En un estudio se muestra que la exposición al aire frío a corto plazo mejora la recuperación de la lesión muscular inducida por el ejercicio y/o el daño asociado con el entrenamiento físico intenso.

En otro, tras veinte sesiones de frío se obtuvo como resultado un aumento de las **citoquinas antiinflamatorias** y una disminución de las **proinflamatorias**. Además, otros tratamientos con frío indujeron cambios en los niveles de citoquinas del tejido adiposo.

En otro popular estudio se reportó una reducción en el número de ausencias laborales por enfermedad tras 30 días seguidos de terminar la ducha con agua fría.

También se ha comprobado que esta terapia tiene un efecto analgésico significativo y no parece tener efectos secundarios notables ni causar dependencia.

¿Puede ser peligroso exponerse al frío?

NADAR O PERMANECER en agua fría, sobre todo en aguas abiertas, agota muy rápido. No tiene sentido lanzarse al mar o a un lago con temperatura baja estando solo, porque siempre existe riesgo de ahogamiento. Pero esto no es excusa para no hacerlo en un entorno más seguro o acompañado. Para pacientes con patologías cardíacas específicas («síndrome de QT largo», cardiopatía isquémica y/o hipertrofia miocárdica) existe el riesgo de desarrollar una arritmia: cuando el agua fría toca la cara y se activa el nervio vago con actividad contraria al sistema nervioso simpático, se genera una contradicción que puede provocar la mencionada arritmia. Sin embargo, no habría peligro terminando la ducha con agua fría o introduciendo el cuerpo hasta el cuello.

Si te duchas con agua fría, no vas a correr ningún peligro. Sentirás frío, se te pondrá el pelo de punta, querrás salir corriendo o volver a girar el grifo. Pero no pasa nada: siente el frío, termina la ducha y mañana otra vez.

En caso inmersión del cuerpo entero, ten en cuenta estas advertencias:

- Si empiezas a temblar notablemente, es momento de salir del agua.

- Atento a síntomas de hipotermia: confusión y desorientación o disminución de la coordinación muscular.

La Danish Heart Association recomienda evitar nadar en agua fría en invierno si tienes:

- Enfermedad de las arterias coronarias no tratada y/o dolor en el pecho (angina de pecho).

- Presión arterial alta no tratada.

- Trastornos graves del ritmo cardíaco.

¿Cómo incorporar el frío en mi rutina?

¿Cómo iniciarse?

- Sal de casa en invierno con menos ropa y abrígate cuando empieces a sentir frío, no antes.

- Baja la temperatura de tu casa en invierno, sobre todo por la noche. No pongas el termostato a más de 19 °C.

- Termina la ducha con agua fría. Empieza con 30 segundos y ve aumentando hasta los 2 minutos o la ducha completa.

- Prueba una inmersión en agua con hielo, puedes aprovechar alguno de los talleres sobre el tema para poder hacerlo en grupo.

- No tengas miedo al agua fría, báñate en lagos, ríos o en el mar también en invierno. Aunque depende de cómo sea tu rutina, cuanto más lo hagas, mejor.

¿Cuándo?

En cuanto al momento del día, la ducha fría sin duda tiene más lógica por la mañana dada su capacidad de despertarnos, mantenernos más concentrados, con ganas de hacer cosas por la **dopamina** e incluso iniciar el día con más calma tras el calentamiento y secreción de **serotonina**.

El cuerpo está un poco más caliente por la tarde que por la mañana, entonces para iniciarnos, puede que sea ligeramente más tolerable que si lo hacemos por la tarde (aunque siempre habrá un shock...).

Un baño de agua fría no sería bueno tras el entrenamiento porque al tener un efecto antiinflamatorio, no estaríamos dejando crear adaptaciones al músculo. La actividad física es otro estímulo hormético y hay que dejar que se logren las adaptaciones de recuperación para mejorar. Dicho esto, en caso de competiciones puede ayudar a una mejor recuperación para el siguiente encuentro.

El calor

8

¿Para qué exponernos al calor?

LOS HUMANOS estamos mejor protegidos ante el estrés por calor que por frío, lo cual no es sorprendente considerando el origen tropical del *Homo sapiens*.

Se ha observado que la mortalidad causada por temperaturas altas es mayor a principios que a finales del verano, lo que indica que hay una adaptación al calor y una capacidad aun conservada en los humanos para mejorar nuestra capacidad de resiliencia ante el estrés por calor.

La exposición al calor se llama «hipertermia». El estrés por calor activa las **Proteínas de Choque Térmico (HSP)**, que eliminan otras proteínas dañadas y contribuyen al correcto funcionamiento y estructuración del resto de proteínas del organismo.

Las HSP comprenden una gran familia de proteínas altamente conservadas que están presentes en todas las células. Desempeñan un papel destacado en muchos procesos celulares, incluida la función inmunitaria, la señalización celular, la regulación del ciclo celular y aseguran el buen estado de las proteínas.

El aumento de la expresión de las HSP promueve la reparación de proteínas, protege frente a enfermedades neurodegenerativas, modera la atrofia muscular y está asociado a una mayor longevidad.

La activación de las HSP se produce durante los primeros 30 minutos de la exposición al calor y se mantienen en el tiempo. Las concentraciones de HSP son más altas en personas aclimatadas al calor y esta aclimatación tiene como consecuencia adaptaciones celulares protectoras.

Por otro lado, la exposición al calor aumenta la expresión de Nrf2, esa que presentamos al comienzo de este libro (ver p. 13).

9

Beneficios para nuestro cerebro (¡y nuestra mente!)

EL ESTRÉS POR CALOR y el ejercicio aumentan la expresión del **Factor Neurotrófico Derivado del Cerebro (BDNF)**, una proteína que actúa sobre las neuronas del sistema nervioso central y periférico, para promover el crecimiento de nuevas neuronas. El BDNF modula la plasticidad neuronal y **mejora la ansiedad y la depresión** de los eventos estresantes de la vida temprana, pudiendo ser un buen tratamiento para el estrés postraumático.

El BDNF también se produce en el tejido muscular en ejercicio, donde desempeña un papel en la reparación y en el crecimiento de nuevas células musculares.

La hipertermia de todo el cuerpo administrada a través de baños de agua caliente provoca fuertes aumentos en los niveles de BDNF en sangre. Una investigación de los efectos de la inmersión en agua caliente demostró que estos niveles de BDNF aumentaron un 66 % después de 20 minutos en agua a 42 °C. La temperatura corporal central aumentó a 39,5 °C, mientras que los **niveles de cortisol cayeron** significativamente durante el período de inmersión (y menor cortisol indica menor estrés). El BDNF se mantuvo significativamente más alto que antes de la inmersión incluso durante 15 minutos después de la sesión.

Se sabe que el uso de la sauna promueve el bienestar y la relajación. Una explicación podría implicar a un opioide llamado «*dynorphin*» (lo contrario a las endorfinas), que se produce en el cerebro y la médula espinal. La **dinorfina** es responsable de la *disforia*, un sentimiento profundo de inquietud o insatisfacción que es responsable de la respuesta del cuerpo al calor y participa en el proceso de enfriamiento del cuerpo. Cuando te sientas en una sauna, tus niveles de dinorfina aumentan. La liberación de dinorfina indica que la hipertermia representa una forma de estrés. Cuando la dinorfina se une a los receptores opioides, provoca dolor y angustia. Esto no suena bien, ¿verdad? Pero, curiosamente, el cerebro aumenta la producción de unos receptores opioides (llamados «mu») que lo sensibilizan a la exposición a endorfinas en el futuro. Aunque al principio no te sientas bien en la sauna sudando, tu cerebro se vuelve más sensible a las **endorfinas**, una de nuestras hormonas de la felicidad. La exposición al calor de la sauna es un analgésico natural, lo que explica por qué nos sentimos cada vez mejor con el uso de la sauna y por qué observamos un aumento del bienestar, el equilibrio mental y una sensación de felicidad a largo plazo.

10

Beneficios para el sistema inmune

El uso de la sauna aumenta de forma aguda los niveles en sangre de mensajeros del sistema inmune (interleucina IL-6) que son indicadores de inflamación. El hecho de que esta inflamación sea aguda (y no crónica) activa como compensación otros señalizadores (en especial la interleucina IL-10) con función antiinflamatoria, de tolerancia inmune.

Este mecanismo puede explicar a la vez los beneficios sobre el estado de ánimo ya que la evidencia científica reciente está confirmando **la relación que tiene la inflamación en los procesos depresivos**.

Al igual que nadar en invierno, tomar una sauna aumenta el estrés oxidativo al activar el sistema nervioso simpático, lo que puede conducir a una mejora de la capacidad antioxidante y a una mayor esperanza de vida.

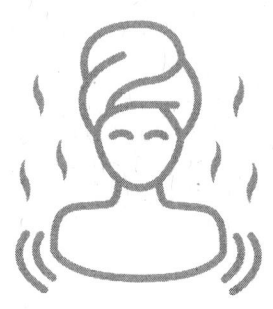

Beneficios para la salud cardiovascular

EL ESTUDIO FINLANDÉS de factores de riesgo de enfermedad cardíaca isquémica de Kuopio consistió en una muestra poblacional de 2.315 hombres del este de Finlandia, y comparó los efectos de **tomar una sauna** de 5 a 18 minutos, de 4 a 7 veces por semana, con utilizar la sauna una vez por semana o ninguna. Los resultados mostraron que en el grupo que utilizaron la sauna más frecuentemente su uso se asociaba con un 40 % menos de riesgo de muerte por todas las causas. También se estimó un 23 % menos de riesgo de enfermedad coronaria. Aquellos que usaron la sauna de 4 a 7 veces por semana tuvieron una reducción de un 50 % en su riesgo de muerte por enfermedad cardiovascular, y aquellos que usaron la sauna 2 o 3 veces por semana tuvieron un riesgo 27 % menor, independientemente de factores de riesgo convencionales.

Otro estudio investigó a 153 pacientes hospitalizados con insuficiencia cardíaca avanzada y los asignó al azar en dos grupos. Un grupo recibió **terapia «Waon»** una vez al día durante un período de 10 días. En la terapia Waon, el cuerpo se calienta en una habitación con calefacción por infrarrojos durante 15 minutos a 60 °C. Después de un aumento de la temperatura corporal central de aproximadamente 1,2 °C, se retiene el calor cubriendo al paciente con mantas durante 30 minutos adicionales. El grupo de tratamiento experimentó una reducción de marcadores clínicos de insuficiencia cardíaca.

¿Eliminamos toxinas al sudar?

LA CANTIDAD DE PRODUCTOS DE DESECHO y sustancias tóxicas procedentes de la sudoración parece ser menor en comparación con las excreciones a través de los riñones y el tracto gastrointestinal, que sí tienen una función de detoxificación esencial.

Pero, en concreto, una revisión sistemática analizó cómo el arsénico, el cadmio, el plomo y el mercurio pueden excretarse en cantidades apreciables a través de la piel, y se informó que las tasas de excreción igualan o incluso superan la excreción urinaria en un período de 24 horas. Esto tiene especial interés si el riñón se encuentra comprometido de manera que limita la excreción urinaria de elementos tóxicos.

Así que, **aunque las vías de detoxificación principales sean la renal y la gastrointestinal**, no debemos descartar la posibilidad de **apoyar la eliminación de metales por el sudor**. Más aún teniendo en cuenta que es prácticamente imposible no estar expuesto a este tipo de tóxicos ambientales en la actualidad.

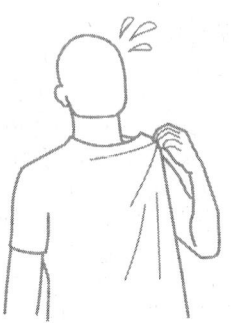

13

¿Puede ser peligroso exponernos al calor?

NO EXISTEN GRANDES RIESGOS si se siguen unas precauciones (y si aplicas el sentido común):

- Nunca beber alcohol antes o durante una sauna. El alcohol puede provocar mareos y deshidratación, y desequilibrar el centro regulador de la temperatura. Existe peligro de sufrir un golpe de calor.

- No usar joyas porque pueden quemar al calentarse.

- No utilizar cremas o lociones ya que impiden que la piel respire.

- Salir de la sauna inmediatamente ante sensaciones de mareo, náuseas o incomodidad persistente.

- Se pueden obtener beneficios de la sauna con exposiciones cortas; no es necesario más de 20 minutos. Para una adaptación progresiva se pueden completar bloques de menos minutos.

- La sauna está estrictamente prohibida para bebés y no se recomienda para niños pequeños ni mujeres embarazadas.

- Evitar la actividad física extenuante durante al menos diez minutos después de una sauna.

14

¿Sauna seca o sauna húmeda?

Cuando el nivel de humedad aumenta, a nuestro sudor le resulta más difícil evaporarse porque el aire ya está saturado de moléculas de agua. Esto significa que la piel no puede desprender sudor para enfriarse.

Las moléculas de agua en el aire también proporcionan una mayor conductividad térmica, por lo que el calor llega más fácilmente a la superficie de la piel. En conjunto, esto hará que la temperatura de la piel aumente muy rápidamente y, en consecuencia, también la temperatura central.

En conclusión, en una sauna húmeda se necesita menos tiempo de exposición para conseguir los mismos efectos de la hipertermia.

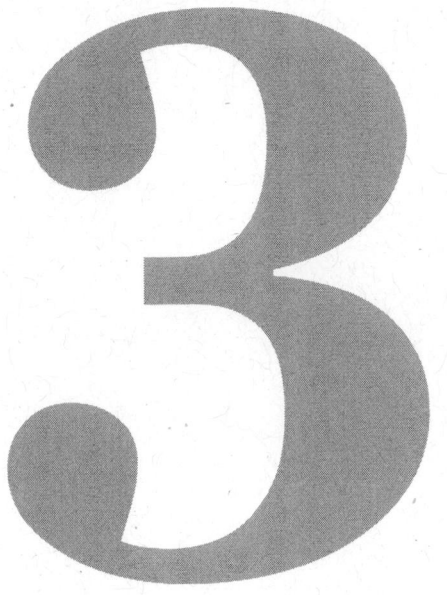

El ayuno

15

¿Qué se considera ayuno?

El **yeyuno** es una parte del intestino delgado y su nombre viene de *ieiunum* en latín, que significa vacío. Cuando se empezaron a realizar las primeras autopsias, esta parte del intestino siempre se encontraba vacía y de ahí su nombre. Ayunar tiene la misma raíz: yeyuno (vacío) y des-ayunar sería quitar el vacío del estómago. Así que si seguimos su etimología, ayunar es básicamente tener el estómago vacío.

Aunque el concepto parezca bastante simple, hay matices. Los efectos en nuestro cuerpo varían según la cantidad de horas que llevemos sin comer. Todos ayunamos porque todos dormimos, la cuestión es si, en términos de salud, sería suficiente con dejar «descansar» al sistema digestivo sólo mientras dormimos (y a veces dormimos menos de lo necesario).

Hoy en día hablar del **ayuno intermitente** parece ser hablar de la «dieta de moda». Nada más lejos de esto: ni es una dieta, ni es una moda.

El ser humano ha evolucionado pasando largos períodos sin comida disponible, y nuestras reservas energéticas nos permitieron sobrevivir a pesar de no poder cazar ni recolectar suficientes alimentos en algunos momentos del año. Esta es la forma en la que nos adaptamos al entorno, como cualquier otro ser vivo, sacando ventaja de estos cambios genéticos: estas mutaciones que ocurrieron hace cientos de miles de años, hoy son parte de nuestra biología. Con esto no decimos que no sea necesario comer, claro que una buena alimentación era y continúa siendo esencial. Sin embargo, contra muchas creencias, pasar momentos del día sin comer o incluso algunos días sin ingerir alimentos, no sólo no es dañino, sino que es *necesario* para nuestro organismo.

¿Es beneficioso comer menos veces al día?

EL AYUNO NO SÓLO SIRVE para adelgazar como muchos creen (de hecho, de forma aislada no sería la mejor estrategia), sino que tiene otros innumerables beneficios para nuestra salud que provienen de las adaptaciones evolutivas. Entre ellos, **evitar el cáncer, retrasar el envejecimiento y reducir la resistencia a la insulina:**

- Estrategias de ayuno promueven una gran **mejora metabólica**: reduce la resistencia a la insulina llegando a revertirla en pacientes diabéticos, es una intervención efectiva para pérdida de peso, pero también mejora factores de riesgo cardiometabólico en personas no obesas. Además, mejora diversos indicadores de salud cardiovascular, incluyendo tensión arterial, frecuencia cardíaca en reposo, niveles de HDL y LDL, triglicéridos y glucosa.

- **Cáncer**: estudios han demostrado que la restricción calórica en días alternos reduce la aparición de tumores espontáneos durante el envejecimiento normal y suprime el crecimiento de diversos tipos de tumores a la vez que aumenta la sensibilidad a tratamientos de quimioterapia y radiación. Se cree que el ayuno intermitente dificulta el metabolismo energético en las células cancerígenas, inhibiendo su crecimiento y haciéndolas más susceptibles a los tratamientos clínicos, al tiempo que refuerza la resiliencia de las células sanas.

- **Enfermedades neurodegenerativas**: el ayuno intermitente puede retrasar el deterioro de pacientes con enfermedades neurodegenerativas, ya que aumenta la resistencia neuronal al estrés mediante diversos mecanismos (refuerza la función mitocondrial, estimula la autofagia, las defensas antioxidantes y la reparación del ADN). Al contrario de lo que podríamos pensar, nuestro cerebro funciona mejor con niveles reducidos de glucosa que con exceso de ésta.

- **Sistema inmune**: el ayuno reduce la inflamación y modula al sistema inmune hacia un modo más tolerante, así que es una estrategia interesante tanto para enfermedades inflamatorias como autoinmunes (como la artritis reumatoide o incluso la Esclerosis Múltiple).

- **Facilita el MMC–Complejo Motor Migratorio**: es el movimiento de todo el tubo digestivo para limpiar los restos de alimentos después de la digestión.

17

¿Qué es la «autofagia» y cómo se alcanza?

TODO EL INTERÉS GENERADO alrededor de las diferentes estrategias de ayuno se centra en su poder para activar la **autofagia**.

Imaginemos a nuestro organismo como si fuera la cocina de un restaurante que ofrece alimentos frescos de su huerta y ganadería. Cuando la cocina y el almacén están llenos de comida, los cocineros pueden cocinar y sacar platos en un restaurante atestado de gente; todo funciona y el negocio crece. Cuando va avanzando el servicio, algunos platos de la carta ya están agotados y se ofrecen otras opciones hasta que ya no se pueden recibir más clientes porque no hay más comida.

Al final del día el servicio ha salido bien, los clientes están satisfechos y mañana a volver a empezar. En este momento se iniciará la limpieza y posible aprovechamiento de algún alimento para la jornada siguiente. Además, mientras está cerrado hay personal que se dedica sólo a limpiar.

Si siempre hubiera clientes y no parara de entrar comida en la cocina para cocinar, ¿en qué momento alguien se dedicaría a limpiar y ordenar o comprar nuevos utensilios de cocina?

En nuestras células sucede algo muy similar. Mientras haya nutrientes se activarán todos los procesos de crecimiento y proliferación. **Si no hay nutrientes, el cuerpo aprovechará para limpiar y reparar los orgánulos celulares dañados o inservibles.**

Además es importante destacar que, al igual que en el restaurante, no tendría sentido cocinar por la noche y limpiar por el día: nuestro organismo también tiene un horario de limpieza, y es el de la noche, ya que durante el sueño es la hora de la reparación.

Simplificando mucho, tenemos 2 sensores de energía: mTOR para crecimiento y AMPK para carencia y activación de la autofagia.

La autofagia es un sistema fascinante porque tus células buscan aquello que está dañado, lo eliminan y reciclan las partes de ese orgánulo para utilizarlo de nuevo. Incluso pueden usarse para extraer energía de ellos.

Los sensores mTOR y AMPK deben estar en equilibrio: **necesitamos tanto crecer como regenerar.**

Aunque el ayuno es lo que más ligado está a la autofagia, el ejercicio físico también la activa. Es más, mTOR inducida por el entrenamiento de fuerza promueve una serie de reacciones químicas en proteínas involucradas en la autofagia. Como ves, **todo está conectado.**

¿Qué tipos de ayuno existen?

YA HEMOS MENCIONADO que los beneficios de incorporar ayunos en nuestros hábitos son muchos. Pero, ¿cómo hacerlo? Hay varias modalidades, y cada persona puede implementar la que le resulte más cómoda en su rutina:

- **Ayuno intermitente**: es el más común, se realizan ventanas de horas sin comer durante el día (12-12 o 16-8). Podemos cenar más temprano o eliminar una comida (la cena o el desayuno), aunque siempre es preferible que los períodos sin comer se hagan de noche. Se realizan 2 o 3 comidas al día y durante las 8 horas de ingesta debemos evitar estar continuamente comiendo.

- **Ayuno en días alternos**: alternar entre días de ingestas normales y días con calorías limitadas a 500-800 kcal en una única comida.

- **Eat-Stop-Eat**: incorporar ayunos de 24 horas una o dos veces por semana (no pueden ser días seguidos).

- **Ayunos prolongados**: entre 48 y 72 horas de ayuno, algunas veces en el año. Es una estrategia muy eficaz para proteger a las células normales y a los órganos de una variedad de toxinas mientras ayudamos a eliminar muchos tipos de células potencialmente cancerígenas. Este tipo de ayuno se fundamenta en que hasta que no se «gastan» todas las reservas de glucógeno no se activará la autofagia de una forma generalizada en el organismo.

- **FMD**: durante 5 días se ingieren muy pocas calorías, simulando un ayuno de 5 días. El primer día, de «transición», se ingieren 1000 kcal y los otros 4 se limita a 700 kcal (calorías de mantenimiento), que no deberían provenir de comida basura o procesados.

A partir de las 6-8 horas ya se produce lo que se llama «macroautofagia» y a partir de las 16 horas un tipo de autofagia mucho más selectiva (llamada «mediada por chaperonas»). Ayunos largos no aumentan más la autofagia pero la mantienen más tiempo eliminando más variedad de toxinas y células en mal estado que podrían producir enfermedad.

Es importante aclarar que el ayuno no se trata de contar horas o de comer guiados por un reloj, sino de **aprender a identificar cuándo nuestro cuerpo tiene hambre de verdad**. Al principio puede que nuestra rutina o el propio aburrimiento nos lo ponga más difícil, pero cuando aprendamos a reconocer el hambre real se volverá más natural (la pregunta que puedes hacerte es «¿me comería ahora mismo una lata de sardinas?», si la respuesta es sí, entonces es probable que sea hambre).

Pero más allá del tipo de ayuno que hagamos, lo importante es **inducir autofagia todos los días para no acumular daño celular**.

19

¿Qué rompe el ayuno?

LA RESPUESTA rápida es: «prácticamente todo». Hay que tener en cuenta que cualquier alimento que contenga calorías, por mínimas que sean, rompen el ayuno. Podemos beber agua, café, té o infusiones, pero no podríamos echarle leche ni azúcar, por ejemplo.

El café y el té pueden aumentar la autofagia así que serían incluso beneficiosos. En ayunos largos podríamos consumir caldo de huesos, de pescado o de verduras, colados.

Hay que distinguir el ayuno «metabólico» del ayuno digestivo y la activación del MMC.

El MMC limpia el intestino de restos de comida y bacterias y evita el reflujo. Estas ondas inter-digestivas se activan unas 2-3 horas después de comer y en el proceso tardan otras 2 horas. Pero lo ideal es hacer más de un ciclo de «limpieza». Con tan solo 90 kcal, el MMC se para. En especial con proteína y glucosa. El tabaco, el alcohol, los refrescos y comer chicles y caramelos, aunque sean sin azúcar, también inhiben el MMC (le estás diciendo a tu cerebro que estás comiendo). Aún no está claro si los sabores amargos como el café lo afectan.

¿Cómo hacer el ayuno para obtener sus beneficios?

NUESTRO ORGANISMO no responde de igual manera a la comida por el día que por la noche. Nuestras células tienen una serie de relojes moleculares que se ponen en hora en función de factores externos como la luz, la comida o la actividad física.

Nuestra fisiología fluctúa a lo largo del día y **la tolerancia a la glucosa disminuye según se acerca la noche**. La melatonina nos hace resistentes a la insulina y ésto tiene lógica: por la noche, en condiciones normales, no vamos a comer, así que tener cierta resistencia a la insulina nos garantiza unos niveles adecuados de glucosa durante el sueño nocturno.

Los procesos digestivos también se frenan por la noche y se activan los de reparación y limpieza (MMC), siempre que no hayas comido antes de meterte en la cama, claro.

Si tienes la «desafortunada obligación» de estar despierto por la noche por un **trabajo a turnos**, como yo mismo he experimentado durante años, es mejor que comas en horas diurnas y no llevarte la comida al trabajo para cenar durante la noche. Tu metabolismo te lo agradecerá.

Para hacer recomendaciones de «crono-rutinas» habría que estudiar cada situación, pero voy a ejemplificar contando mi caso en los turnos de enfermería. Muchas veces se alterna entre algunas noches seguidas y luego turnos diurnos, por lo que en las planillas de trabajo la noche es lo excepcional. **¿Cómo organizar nuestra rutina cuando los turnos son tan variables?** Al hacer noches debemos intentar volver al horario diurno lo antes posible. Para eso la dinámica sería la siguiente: después de terminar la primera noche de trabajo, desayunar y dormir por la mañana, comer a la hora normal, dormir una siesta de un ciclo completo de sueño (90 minutos) por la tarde, cenar y volver a trabajar de noche. Esto lo repetiríamos todo igual hasta el día después de la última noche de trabajo, que evitaríamos la siesta para poder conciliar bien el sueño esa noche. Como ves, **el horario de comidas no se modifica.** Esto lo puedo recomendar ahora, pero yo era el primero que lo hacía todo al revés y encima, cuando no duermes bien, te apetecen alimentos más dulces y palatables, es decir, un desastre. Puedes obtener mucha más información sobre el sueño en el libro del doctor Juan Antonio Madrid *Cronobiología, una guía para descubrir tu reloj biológico.*

Si puedes combinar el ayuno con intervenciones como ejercicio en ayunas o dieta cetogénica (limitar carbohidratos), los beneficios en tu salud se verán potenciados.

21

¿Qué precauciones hay que tener?

Cualquier persona sana tolera sin problemas ayunos de 16-24 horas, pero a medida que pasan los días se observa mayor variación individual.

- Tanto si tu objetivo es perder peso como si lo haces porque quieres obtener beneficios para tu salud, es más importante **observar qué comes en los momentos que comes**, que pasar horas sin comer. No sirve de nada hacer ayuno intermitente y que nuestra primera ingesta sea un producto ultraprocesado o una cerveza.

- El ayuno no debería usarse como un castigo o una purga después de un fin de semana de excesos. Esto podría derivar en trastornos alimentarios bastante peligrosos.

- Aunque practicar ayuno trabaja nuestra disciplina, **no debemos obsesionarnos**. La flexibilidad que ganemos también tiene que ser mental, permitiéndonos variar las ventanas de ayuno en diferentes circunstancias si fuera necesario. Si estamos en ayunos de 16-8 y algún día tenemos mucha hambre antes de cumplir las 16 horas, comeríamos sin que eso sea un problema.

- Hay que tener especial cuidado y ser guiado por un profesional si tomas **fármacos antidiabéticos** y mucho más si es insulina subcutánea.

- Pérdida muscular: es importante que sigas entrenando durante el ayuno. Es en realidad la falta de tensión muscular lo que provoca la pérdida. (Aun así, en una persona entrenada el músculo se recupera rápido después de unos días sin entrenar). Y si comparamos con enfoques de dietas hipocalóricas que se usan para adelgazar, en ellas la pérdida muscular es mayor que con ayuno intermitente. Los estudios tampoco observan peor rendimiento en deportistas que siguen una rutina de ayuno intermitente.

4

El ejercicio

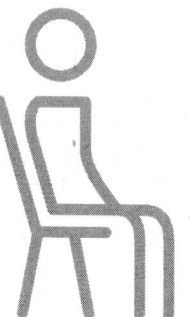

Actividad física: ¿puedo elegir no moverme?

Puedes, de hecho, es lo que elige entre un 30 y un 50 % de la población mundial según la OMS. Pero como toda decisión, esta elección no viene sin sus consecuencias. Elegir no moverte es elegir estar enfermo. **No existe sedentario sano, es fisiológicamente imposible**.

Algunas personas creen que no necesitan hacer ejercicio porque no presentan sobrepeso. O que no es necesario entrenar los músculos porque no les interesa verse super musculosos. Pero la realidad es que la actividad física no se relaciona (sólo) con la estética, sino con la salud. Y más de lo que muchos imaginan.

Una persona sedentaria puede haber sido tocada con la varita de la genética y tardar un poco más en desarrollar una patología, pero sin duda lo hará. El sedentarismo está directamente relacionado con enfermedades, desde metabólicas y endocrinas hasta neurodegenerativas (como el Alzheimer) pasando por inflamación, eventos cardíacos, osteoporosis y hasta depresión.

Si no te mueves posiblemente vivas lo mismo que una persona activa, pero vas a pagar un precio muy alto, en sentido figurado y también literal, al menos en el último tercio de tu vida. Aquellas patologías que achacamos a «la edad», son muy posiblemente fruto de un cuerpo físico deteriorado que va perdiendo funcionalidad y acercándose a la discapacidad.

23

El ejercicio, ¿es hormético?

LA ACTIVIDAD FÍSICA supone un gran reto para todos nuestros sistemas. Pero la evolución ha «premiado» a las personas más activas, por lo que tenemos mecanismos que reparan y nos hacen más resistentes a estos daños, ya sea que se produzcan por la actividad física o por cualquier otra causa.

Sistema	Reto	Compensación
Osteomuscular	Micro fisuras óseas y de fibras musculares. También una degradación del cartílago articular.	Aumento de la remodelación ósea y la hipertrofia de fibras musculares.
Cardiovascular	Estrés arterial y del músculo cardíaco.	Angiogénesis y reducción de la rigidez arterial. Además, aumento de la formación de glóbulos rojos y mejora en la función cardíaca.

Sistema	Reto	Compensación
Inmunitario	Aumento de la exposición respiratoria a patógenos transmitidos por el aire y aumento de la permeabilidad de la membrana intestinal, inflamación aguda e infiltración inmune a tejidos dañados.	Inmunovigilancia mejorada en las membranas respiratorias y promoción de una microbiota que estimula la producción de mucosa intestinal, mayor energía hacia colonocitos y estímulo hacia la inmunoregulación y la síntesis de péptidos antimicrobianos. El músculo también produce «miocinas» antiinflamatorias.
Celular, molecular y metabólico	Aumento de la oxidación y la desnaturalización térmica de proteínas, se agota la energía.	Síntesis de antioxidantes mejorada, autofagia, regulación positiva de la proteína de choque térmico, aumento de la activación de las vías de reparación del ADN. Mejor obtención de energía a través de la oxidación lipídica y aumento del número y la eficiencia de mitocondrias.
Sistema nervioso autónomo	Activación del sistema nervioso simpático.	Activación del sistema nervioso parasimpático, disminución de la reactividad del sistema nervioso simpático.

24

La importancia del músculo como órgano

EL MÚSCULO ES UN ÓRGANO ENDOCRINO. Sabíamos que el músculo se comunicaba con el resto del organismo liberando «miocinas». Pero más recientemente se ha comprobado que el ejercicio además induce a que todos los órganos liberen un cocktail de «moléculas señalizadoras» vitales. Estas sustancias se denominan «exerkines».

Dependiendo de dónde esté la célula que las produce encontramos: miocinas, cardiocinas, hepatocinas, adipocinas, baptocinas (del BAT) o neurocinas.

¿Y qué efectos tienen las exerkines?

- En el **metabolismo**:
- En el **tejido adiposo** facilitan la quema de grasa y la utilización de ácidos grasos como combustible.

- Algunas baptocinas (del **BAT**) mejoran la oxidación de grasas por el músculo. Y la **irisina** induce pardeamiento de la grasa blanca.

- El **hígado** es fuente de muchas exerkines. Éstas mejoran el metabolismo de glucosa y lípidos, inducen el pardeamiento de grasa blanca y mantienen la homeostasis (equilibrio) celular mediante una proteína de choque térmico.

— El **BAIBA** (Ácido Beta-Aminoisobutírico) que se segrega durante el ejercicio reduce la resistencia a la insulina y reduce la inflamación.

Si estos mecanismos metabólicos no funcionan correctamente se desarrolla obesidad, diabetes, inflamación, hipercolesterolemia… Y sin homeostasis celular reparadora, se acelera el envejecimiento y aumenta la probabilidad de tener un cáncer.

- En el **sistema cardiovascular,** gracias al factor de crecimiento endotelial vascular (**VEGF**), mejoran el tono y regeneración vascular. Esto evita un infarto o un ACV.

- En el **intestino**, la microbiota cambia hacia una que aumenta la disponibilidad de ácidos grasos de cadena corta, especialmente el **butirato**. El perfil inmunitario en el intestino también es más favorable y mejora el flujo sanguíneo al intestino y la excreción de ácidos biliares. Con la evidencia científica disponible ya sabemos que es imposible tener salud con un intestino (y microbiota) funcionando a medias.

- En el **sistema inmune** la protagonista es la **interleucina 6 (IL-6)**, que es inflamatoria. En principio esto no suena bien, pero es que aumenta solo de forma aguda y transitoria después del ejercicio, actuando como señalizador para elevar los niveles de citocinas antiinflamatorias (como IL-10), que facilitarán la reparación. Después los niveles de IL-6 caen, habiendo aprovechado los beneficios de la actuación de las citocinas antiinflamatorias en el organismo.

- En el **cerebro** el ejercicio eleva el **BDNF** (Factor Neurotrófico Derivado del Cerebro) que aumenta la neurogénesis y la plasticidad neuronal, además de mejorar la memoria. La «irisina» producida por el músculo aumenta la expresión de BDNF en el hipocampo (memoria). Bajos niveles de BDNF se relacionan con mayor probabilidad de Alzheimer.

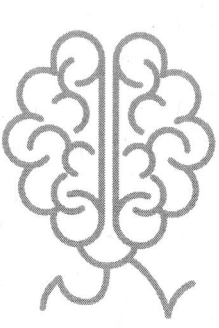

Beneficios para el cerebro

LA ACTIVIDAD FÍSICA mejora sin lugar a dudas la función cognitiva.

La evidencia científica muestra que quienes realizan actividad física presentan menos problemas mentales que las personas sedentarias, especialmente en relación con la depresión: el ejercicio sirve para su prevención y tratamiento.

Veamos cómo:

- Tal como comentamos, el ejercicio es un potente activador de BDNF.

- Facilita la producción de serotonina.

- Estimula nuestros opioides naturales (como las endorfinas).

- **Entrenar** da un sentido de propósito y mejora constante, **eleva la autoestima y la autoconfianza**.

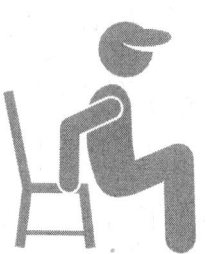

26

¿Puedo entrenar regularmente y aun así ser considerado sedentario?

SE HA DEMOSTRADO consistentemente que conductas sedentarias prolongadas (es decir, actividades realizadas mientras se está sentado o reclinado) es un factor de riesgo independiente para patologías cardiometabólicas y mortalidad por todas las causas. Es decir, si entrenamos a diario pero pasamos demasiadas horas sentados, no estamos libres del riesgo de enfermar. El riesgo de muerte por sedentarismo puede verse mitigado con aumentos en la actividad física intensa (de al menos 30 minutos por día), reducciones en el tiempo que se pasa sentado (con un máximo de 8 horas por día, idealmente no más de 4) o la combinación de ambos. Es beneficioso también incorporar recreos de estar sentado («*sitting breaks*»). Es llamativo un estudio que ha probado que **los atletas con mayor comportamiento sedentario presentan niveles más altos de grasa total**, independientemente de la edad y del tiempo de entrenamiento semanal. Así, incluso los altos niveles de actividad física, aunque de moderada a vigorosa, no mitigan las asociaciones entre el comportamiento sedentario y la grasa corporal, ni siquiera en atletas altamente entrenados.

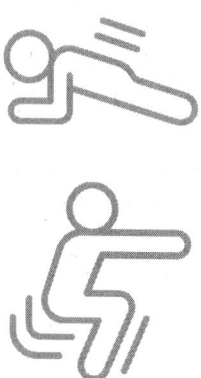

¿Entrenar aeróbico o fuerza?

HASTA HACE MUY POCO TIEMPO (incluso un par de generaciones atrás) toda la energía que teníamos a disposición era la del sol y la «energía muscular», es decir, sin un mínimo de fuerza, sencillamente no sobrevivíamos.

La fuerza es necesaria para cualquier actividad física (inclusive para correr o nadar, que se considerarían deportes aeróbicos). También **para tener equilibrio es necesario buenos niveles de fuerza muscular**. Así que primero debemos desmitificar que el entrenamiento de fuerza sea algo exclusivo de fisicoculturistas o para lucir un buen cuerpo en verano. Y que sea sólo para gente joven.

Si practicas otro deporte, entrenar fuerza reduce el riesgo de lesión (observa la evolución en el cuerpo de futbolistas como Cristiano Ronaldo, por ejemplo). **Niveles de fuerza adecuados evitan la osteoporosis y la sarcopenia**, patologías que reducen significativamente la calidad de vida de las personas mayores. Y si se sufre una caída en edad avanzada habrá menos riesgo de fracturas si se cuenta con una sólida estructura muscular.

Buena salud muscular se traduce en buena salud metabólica (el músculo «come»), pero no sólo eso, también mejora la salud psicoemocional: reduce los síntomas de depresión y de estrés y mejora la autoestima.

Por todo esto, si tuvieras que elegir sólo un tipo de entrenamiento, procura mejorar la fuerza de todos los músculos con el máximo rango de movimiento posible. Lo mínimo recomendable serían 2 sesiones a la semana. Esto no quiere decir que no hagas nada más: la actividad de baja intensidad como caminar es innegociable, pero no como entrenamiento, sino como movimiento vital.

Podemos hacer referencia a nuestros ancestros cazadores-recolectores de hace 100.000 años, pero sin irnos tan lejos, seguramente todos nosotros caminábamos más hace 15 o 20 años que ahora. Incluso el ocio tranquilo implicaba más movimiento que mirar la pantalla del móvil en el sofá o la del ordenador durante 8 horas seguidas.

Uno de los hitos de nuestra historia evolutiva fue ponernos de pie y caminar: esto liberó nuestras manos y nuestro cerebro entendió que las podíamos usar para manipular herramientas. ¿No crees que, sin andar, estamos «involucionando»?

Conclusión: **anda todo lo que puedas, o sube escaleras o muévete como se te ocurra, pero muévete**. Entrena fuerza mínimo 2 sesiones semanales notando cómo cada mes puedes levantar objetos más pesados, utilizando todo el rango de movimiento de la articulación y siente cómo a la vez evoluciona tu estabilidad.

28

El ejercicio ¿es para todos? ¿hacen falta precauciones?

PERSONAS MAYORES

En las sociedades cazadoras-recolectoras, los abuelos y, especialmente las abuelas, realizan más actividad física que sus hijas. Parece ilógico pero esto resulta una ayuda fundamental en la crianza de los nietos. Un dato aun más impactante es que en estas sociedades los «ancianos» realizan actividad física entre moderada y vigorosa unas 6 veces más que las recomendaciones de las principales organizaciones de salud para la población común en sociedades occidentalizadas.

Envejecemos porque dejamos de movernos, y no al contrario. La osteoporosis es la degradación de un hueso «generoso» que al no usarse se pone a disposición del resto del organismo «donando» minerales para otras funciones. Esto sigue la máxima en fisiología: «lo que no usas, lo pierdes».

La evidencia ha comprobado los beneficios de la fuerza en personas mayores. El entrenamiento de fuerza ha mostrado ser efectivo para contrarrestar la sarcopenia. Es especialmente importante mantener o mejorar la potencia muscular (la velocidad con la que se ejecuta el movimiento).

Somos poco conscientes de los beneficios que puede aportar el ejercicio físico en personas previamente sedentarias, incluso a muy avanzada edad. **Nunca es tarde para comenzar a moverse**. Diversos estudios han mostrado cómo el ejercicio puede aportar beneficios a personas mayores de 90 años en residencias o incluso hospitalizadas. Y esto independientemente de su estado cognitivo o funcional (de hecho, las principales mejoras se encontraron en los mayores con fragilidad o deterioro cognitivo). Se han probado beneficios en todas las funciones físicas analizadas, incluidos diferentes test de fuerza, equilibrio, rendimiento físico, flexibilidad o independencia funcional.

NIÑOS

Existe evidencia científica suficiente para apoyar los beneficios del entrenamiento de fuerza en niños y adolescentes. La Organización Mundial de la Salud (OMS) recomienda la realización de este tipo de entrenamiento al menos 3 días por semana en jóvenes de entre 5 y 17 años.

Tradicionalmente visualizamos el entrenamiento de fuerza como una forma aburrida de levantar pesas en un gimnasio, pero en realidad se puede realizar de una gran variedad de formas, incluyendo el propio peso corporal o incorporando diferentes materiales (ej., balones medicinales, bandas elásticas u otros elementos) que pueden convertir el entrenamiento en una actividad lúdica, permitiendo una mayor adherencia del niño o adolescente.

EMBARAZADAS

Durante mucho tiempo se ha creído que si la mujer hacía ejercicio físico durante el embarazo podía poner en riesgo la integridad del feto (pero si hubiera sido así, nos habríamos extinguido). En los últimos años un gran número de investigaciones han evidenciado que el ejercicio es seguro y beneficioso en las mujeres embarazadas, reduciendo en gran medida el riesgo de complicaciones que puedan aparecer tanto en la madre (ganancia excesiva de peso, hipertensión, diabetes gestacional, depresión) como en el niño (durante el embarazo y en su primer año de vida). Puede incluso favorecer el desarrollo cognitivo del hijo.

Además, estos beneficios están presentes tanto en mujeres que han sido previamente activas como en aquellas que comienzan a hacer ejercicio durante el embarazo, lo que resalta aún más la necesidad de que cualquier mujer se mantenga activa estando embarazada (si las condiciones médicas lo permiten) independientemente de su actividad previa.

Pero ¿también es seguro el ejercicio de alta intensidad, tipo HIIT? Los estudios sugieren que los intervalos de alta intensidad ($\geq 90\%$ de la frecuencia cardíaca máxima) con una duración cercana al minuto son factibles y bien tolerados en mujeres gestantes que estén llevando un embarazo sin complicaciones. Sin embargo, al igual que ocurre con el resto de la población, el volumen e intensidad del ejercicio se deben prescribir en función del nivel de la persona.

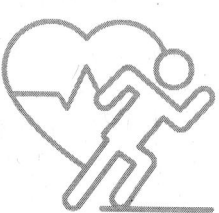

29

Entonces, ¿existen contraindicaciones al ejercicio?

VAMOS A MENCIONAR algunas patologías que podrían generar dudas de posibles contraindicaciones:

Neurodegenerativas: lo que más evidencia tiene para prevención de Alzheimer es el deporte, no los ejercicios cognitivos. Entrenar produce neurogénesis en el hipocampo.

Enfermedades coronarias: no se encuentra riesgo en hacer actividad intensa frente a las recomendaciones comunes de actividad moderada (andar). De hecho, la actividad física de alta intensidad previene las enfermedades cardiovasculares y tiene beneficios en la recuperación de pacientes que ya presentan una patología cardíaca. Hay que personalizar, pero como norma general el beneficio supera al riesgo. Los últimos estudios demuestran que **el HIIT es más efectivo** que el entrenamiento puramente aeróbico **para mejorar la función vascular y prevenir la enfermedad**.

Lesiones: hace sólo unas décadas se recomendaba reposar completamente, pero hoy ya se reconocen los beneficios de la actividad física en general como rehabilitación. Salvo casos de máxima necesidad de reposo absoluto, el movimiento ayuda a fortalecer el tejido sano, y la lesión se recuperará de una forma más resiliente que si no recibe ningún tipo de estímulo.

Enfermedades reumáticas: el ejercicio se usa como terapia antiinflamatoria.

Fibromialgia: el ejercicio adaptado no empeora la sintomatología y podría reducir el dolor, y la fatiga y mejorar el estado de ánimo.

Osteoporosis: el ejercicio aumenta la densidad mineral ósea. Existen múltiples mecanismos, aunque la carga mecánica se considera un factor importante.

En definitiva, **el mayor riesgo de la actividad física es no hacerla**.

30

¿Por dónde empezar si siempre he sido sedentario?

EL PRIMER PASO para dejar de ser sedentario sería aprovechar todas las oportunidades que tengamos para movernos, más allá del tiempo dedicado al entrenamiento puro: **subir escaleras, cargar bolsas, caminar en lugar de usar el coche**… Pero también es importante encontrar el momento del día en el que podamos entrenar de manera regular (ya hemos visto que no hace falta mucho más de 30 minutos diarios).

Los músculos de la parte superior del cuerpo son energéticamente más eficientes que los músculos de la parte inferior del cuerpo y normalmente son los que mejor se conservan durante conflictos metabólicos severos, como se observa en personas que padecen enfermedad pulmonar obstructiva crónica (EPOC). Posiblemente, la preservación de los músculos del miembro superior durante situaciones metabólicamente estresantes puede haber ocurrido porque los humanos podían escapar más fácilmente de las amenazas trepando o peleando que corriendo, lo que hizo que el mantenimiento de estos músculos sea una prioridad. Esto indica que para comenzar a moverse podría ser una buena idea empezar por entrenamiento de fuerza de miembro superior. Esto mejoraría la tolerancia y aumentaría la adherencia. Progresivamente se puede ir aumentando peso e incorporar ejercicios de miembro inferior según tolerancia.

Debemos entender que ninguna adaptación es cómoda. Una rutina de entrenamiento debe incorporarse de manera gradual, adaptada al nivel de cada persona y a su estado de salud. No importa cuánto peso levantes o cuánto te canses, lo que no podemos hacer es quedarnos quietos.

5

La
respiración

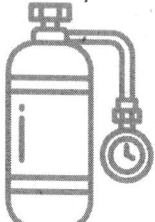

Reduciendo los niveles de oxígeno: ¿Qué es la hipoxia y para qué sirve?

LA HIPOXIA ES LA REDUCCIÓN de los niveles de oxígeno en la sangre y en las células o tejidos, a un nivel que produce un riesgo para el funcionamiento de los mismos. La deficiencia crónica de oxígeno puede ser causa de diversas patologías, pero una vez más, **la hipoxia aguda** (tiempo corto) **se puede utilizar como entrenamiento**, ayudándonos a prevenir e incluso curar los efectos nocivos de la vida moderna.

Cuando entramos en hipoxia se activa **HIF-1** (Factor 1 Inducido por Hipoxia) y éste estimula:

- La producción de **EPO** (y en consecuencia más hemoglobina).

- **VEGF** «Vascular Endothelial Growth Factor» (mayor creación de nuevos vasos sanguíneos).

- **iNOS** «Sintasa de Óxido Nítrico» (mayor vasodilatación).

Además, como en otros estresores horméticos, también se activa nuestra amiga la **Nrf2**.

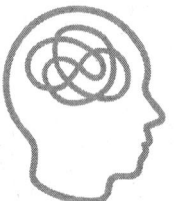

32

Beneficios para el cerebro

LA EVIDENCIA CIENTÍFICA muestra que la **hipoxia intermitente** tiene un efecto protector a nivel neurológico. Protege al cerebro del daño mitocondrial, del estrés oxidativo y de la acumulación de β amiloide, una proteína que se relaciona con la enfermedad de Alzheimer.

Al mejorar la oxigenación cerebral, la hipoxia intermitente tiene un **efecto positivo en la memoria y la atención**, tal como se ha demostrado en un estudio con pacientes con deterioro cognitivo leve.

La hipoxia se ha utilizado también con buenos resultados en el tratamiento de la **depresión**.

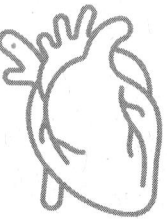

33

Beneficios para la salud cardiovascular

LA HIPOXIA INTERMITENTE genera una mejora significativa del funcionamiento del sistema nervioso autónomo y de la funcionalidad de las capas internas de las arterias (endotelios). También aumenta la resistencia del músculo cardíaco a la hipoxia al elevar la actividad de las enzimas metabólicas del miocardio. La activación de enzimas antioxidantes y proteínas del estrés generados por la hipoxia intermitente puede ser uno de los mecanismos que contribuyen a la cardioprotección.

Se demostró que la hipoxia periódica induce un aumento en la concentración de proteínas de choque térmico (HSP) en el miocardio, que tiene un efecto cardioprotector y antiarrítmico.

También aumenta la eficacia del metabolismo energético después de una adaptación hipóxica, funcionando nuevamente como cardioprotector.

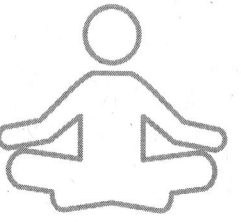

34

¿Cómo puedo practicar la hipoxia?

PARA PRACTICAR LA HIPOXIA no hace falta ser apneísta profesional. Hay ejercicios muy simples que puedes incluir en tu día a día. Te propongo uno con el que además puedes valorar tu progreso, pero puedes encontrar otros muchos.

> **Ejercicio**: siéntate de forma cómoda pero erguido y haz 10 respiraciones por la nariz activando también el abdomen (evita respirar sólo llenando la parte alta del tórax). Cuando termines la décima espiración quédate sin inspirar y cronometra el tiempo que aguantas sin necesidad imperiosa de volver a respirar. Para el cronómetro, vuelve a inspirar por la nariz de forma calmada y aguanta el aire, esta vez en inspiración y solo por 10 segundos. Ya está, has terminado el ejercicio.

¿Cuánto tiempo has aguantado sin inspirar cuando lo cronometraste? Se considera saludable a partir de 40 segundos en espiración, pero si no llegas, la solución es simple: repite este ejercicio varias veces al día para poder ir mejorando. Si vas sobrado lo puedes hacer en movimiento, es decir, andando o todavía más difícil, corriendo.

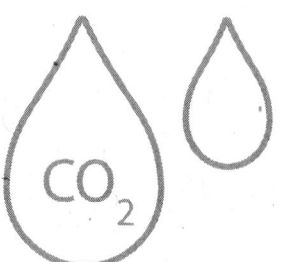

Aumentando los niveles de dióxido de carbono: ¿Qué es la hipercapnia?

LA HIPERCAPNIA es el aumento de los niveles de dióxido de carbono (CO_2) en sangre. De primeras no suena bien y es verdad que tampoco podemos decir que haya sido un factor de «presión evolutiva». Sin embargo, en el contexto actual sí merece la pena añadir ejercicios de hipercapnia como reto hormético con beneficios para nuestra salud. Para entender esta necesidad tenemos que empezar comprendiendo o recordando el «Efecto Bohr».

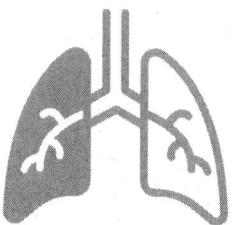

36

¿Qué es el «Efecto Bohr»?

Todos sabemos que al respirar entra oxígeno en los pulmones. Lo que pocos somos consciente es que el destino final de esas moléculas no son los pulmones en sí sino las células de todo nuestro organismo. Una vez que llega a nuestros pulmones, los glóbulos rojos (que contienen hemoglobina, la proteína donde se fija el oxígeno) se encargan de transportar ese oxígeno al resto del cuerpo.

Y ¿cómo hace el oxígeno para saber que tiene que «dejar» la hemoglobina y entrar a la célula en el momento apropiado?

Christian Bohr descubrió en 1904 el fenómeno que hoy lleva su nombre: el «Efecto Bohr». Dicho efecto explica que **son los niveles de dióxido de carbono en sangre los que le indican a la hemoglobina que es hora de soltar oxígeno** para que pueda ser captado por los tejidos cuando éstos lo necesitan. Si los niveles de CO_2 en sangre son bajos, el oxígeno seguirá enlazado a la hemoglobina y no se liberará a nuestras células.

Creemos que mientras más respiramos más oxígeno ingresa a nuestro cuerpo, pero este oxígeno no será utilizado por nuestros tejidos a menos que tengamos niveles adecuados de CO_2. Respirar en exceso reduce el oxígeno disponible para las células, porque éstas no van a señalizar lo suficiente a la hemoglobina que ese oxígeno es necesario, dado que los niveles de CO_2 están constantemente bajos. Cuando sentimos que nos falta oxígeno respiramos más rápido y esto sólo empeora la situación.

¿Te has preguntado alguna vez por qué cuando una persona sufre una **crisis de ansiedad** se le da una bolsa para que respire dentro de ella? La bolsa hace que esa persona respire una mayor concentración de CO_2, y esto posibilitará un mejor intercambio gaseoso en los tejidos. Así, el oxígeno se libera y llega al cerebro, haciendo que la persona se calme.

El estilo de vida moderno viene acompañado de malos hábitos respiratorios: respiramos agitados, de manera superficial, rápido y muchas veces por la boca. Vamos reduciendo nuestros niveles de CO_2 y perdiendo nuestra tolerancia a este gas, lo que nos hace sentir que tenemos que respirar antes aunque esa necesidad no sea real.

Una baja tolerancia al CO_2 perjudica a nuestro rendimiento cardiovascular, aumenta el riesgo de asma y nos hace más propensos a la ansiedad y los ataques de pánico.

El impacto del dióxido de carbono en el cerebro

ESTE GAS en el cerebro actúa como un «panicógeno», es decir, **desata reacciones de pánico**. El aumento del CO_2 activa diferentes partes del sistema del pánico y la ansiedad en el cerebro.

Como en la actualidad vivimos con un estrés crónico mantenido, tendemos a hiperventilar, además de respirar por la boca. Esto va reduciendo los niveles de CO_2 haciéndonos cada vez más sensibles a pequeñas subidas a nivel cerebral y tolerando cada vez menos, perpetuando un ciclo de más hiperventilación y menos CO_2 tolerado.

Un estímulo agudo como **respirar en una bolsa bien sellada puede ser un buen entrenamiento para reducir el miedo, la ansiedad o las crisis de pánico** (si las hubiera). Al mismo tiempo, y contrario a lo que podríamos imaginar, posibilita una mejora en la oxigenación de los tejidos por el Efecto Bohr.

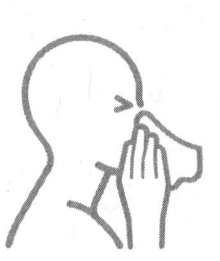

38

¿Cómo puedo practicar la hipercapnia?

Respira con la nariz y la boca dentro de una bolsa con una capacidad en torno a los 15 litros (una bolsa de basura pequeña, sin usar, claro). Respira en estas condiciones durante 2 minutos. A partir de este tiempo pueden aparecer síntomas como sudoración o una leve sensación de pánico, especialmente en personas predisponentes. Esto no debe asustarnos, porque es un estímulo para activar áreas cerebrales específicas con efecto inhibitorio del pánico y la ansiedad.

Una variación del ejercicio es hacerlo en una posición mantenida de media sentadilla. El inicio del ejercicio respiratorio lo marca la aparición de molestia en la musculatura. Esta sensación es clave para poder ir midiendo los efectos de la intervención. Tras los 2 minutos respirando dentro de la bolsa registramos de nuevo las sensaciones de nuestra musculatura y finalizamos el ejercicio.

Durante esta práctica conseguimos generar una hipercapnia que se debe traducir en un incremento de los valores sanguíneos de CO_2. Esta situación genera una caída del pH sanguíneo que estimula una respuesta compensatoria basada en el incremento de producción de anhidrasa carbónica especialmente a nivel renal, pancreático y muscular, responsable de alcalinizar el organismo. Por lo tanto, basifica la sangre y **mejora nuestra tolerancia al estrés tanto físico como mental**. Al producir bicarbonatos en el músculo, el dolor de la musculatura debería desaparecer por la neutralización del ácido láctico.

Respirar por la nariz o por la boca, ¿importa?

TRABAJANDO coordinadamente, las distintas áreas de los cornetes calientan, limpian, ralentizan y presurizan el aire para que los pulmones puedan extraer más oxígeno con cada respiración. Por eso, **respirar por la nariz es mucho más saludable y eficiente que hacerlo por la boca**.

Los beneficios para la salud de la respiración nasal son innegables. Uno de ellos es que los senos liberan una buena cantidad de **óxido nítrico**, una molécula que desempeña un papel esencial en el aumento de la circulación y en el suministro de oxígeno a las células. El funcionamiento inmunitario, el peso, la circulación, el estado de ánimo y el funcionamiento sexual pueden influenciarse notablemente con la cantidad de monóxido de nitrógeno que tenemos en nuestro cuerpo. Solamente respirando por la nariz se puede incrementar el monóxido de nitrógeno por seis, lo cual nos permite absorber cerca de un 18 % más de oxígeno que respirando solamente por la boca.

Como otras partes del cuerpo, la cavidad nasal responde a los estímulos que recibe. Cuando a la nariz se le niega el uso regular, se atrofia.

Respirar por la boca cambiará nuestro cuerpo y empeorará nuestras vías respiratorias. Respirar aire por la boca reduce la presión, lo que hace que los tejidos blandos de la parte posterior de la boca se expandan y flexionen, un proceso que reduce el espacio en la cavidad y dificulta la respiración. Y la respiración bucal crea más respiración bucal. Mientras tanto, **inhalar por la nariz** tiene el efecto contrario: obliga al aire a llegar a todos los tejidos blandos de la parte posterior de la garganta, lo que **ensancha las vías respiratorias y facilita la respiración**. Con el tiempo, estos tejidos y músculos se fortalecerán para mantenerse en esta posición abierta: la respiración nasal crea más respiración nasal.

No, roncar no es normal. Y no existe ningún nivel de apnea del sueño que esté exento de riesgos graves para la salud. El 90 % de los niños con apnea del sueño presentan algún grado de deformidad en la boca y la nariz. El 45 % de los adultos ronca ocasionalmente y una cuarta parte de la población ronca todo el tiempo.

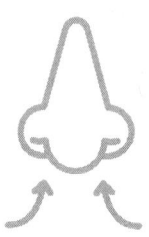

40

¿Cómo se relacionan masticación y respiración?

Los MÉTODOS que el humano inventó en la revolución agrícola prolongaron el período de conservación de los alimentos y los hicieron accesibles a las personas. Pero también provocaron que los alimentos fueran blandos y demasiado fáciles de masticar. El rostro humano empezó así a deteriorarse muy rápido: las bocas se hicieron más pequeñas y los huesos de la cara se atrofiaron. En la época de la Revolución Industrial las enfermedades dentales aumentaron exponencialmente y los casos de dientes y mandíbulas torcidos se multiplicaron.

Los investigadores sospechan que la comida industrializada está haciendo nuestra boca más pequeña y destrozando nuestra respiración. Estudios mostraron que las sociedades que habían sustituido su dieta tradicional por alimentos modernos procesados sufrían diez veces más de caries, dientes torcidos, vías respiratorias tapadas y peor salud general.

Cuando se pasa de comer alimentos más duros a alimentos blandos, las caras se estrechan, **los dientes se amontonan y las mandíbulas se desalinean**. Y surgen problemas respiratorios.

El 95 % de la dieta moderna procesada es comida blanda. Lo que hoy en día se considera comida saludable

—batidos, mantequilla, avena, aguacates, pan integral, sopas vegetales…— es todo tierno. Nuestros antepasados masticaban durante horas al día, todos los días y así sus bocas, dientes, gargantas y sus caras eran anchas, fuertes y pronunciadas. **Los alimentos de las sociedades industrializadas están tan procesados que casi no hace falta masticarlos.** Ese es uno de los motivos por los que hoy en día tantos de nosotros roncamos, y tenemos la nariz taponada y las vías respiratorias obstruidas.

En un estudio se encontró que el 50 % de la población moderna presentaba este tipo de «maloclusión» en la primera generación que cambió de alimentos blandos a comida procesada; un 70 % en la segunda generación; y un 85 % en la tercera. Cerca de un 90 % de nosotros tenemos algún grado de maloclusión. **Los dientes torcidos son una «enfermedad de la civilización».**

A medida que el hueso del cráneo se degrada, los tejidos blandos de la parte posterior de la boca tienen menos donde colgarse y también se caen, aumentando el riesgo de obstruir las vías respiratorias. Esto explica por qué el roncar y la apnea del sueño suelen empeorar a medida que envejecemos. A diferencia de otros huesos del cuerpo, el hueso que constituye el centro de la cara, (maxilar) está hecho de un hueso membranoso plástico. Éste puede remodelarse y ganar densidad hasta los setenta años y probablemente hasta edades más avanzadas también. **Todos podemos ganar hueso a cualquier edad**, sólo necesitamos células madre. ¿Y cómo producimos células madre? Debemos señalarle al músculo de la cara que las fabrique, masticando. **Cuanto más mastiquemos, más células madre liberaremos**, lograremos mayor densidad y crecimiento óseo, nos mantendremos más jóvenes, y respiraremos mejor.

Conclusión

TODO LO EXPUESTO es una realidad: dosis controladas de frío, calor, déficit de energía (ayuno), actividad física, hipoxia y otras muchas intervenciones que no se incluyen en este libro (como el *grounding,* la exposición al sol, el contacto con la naturaleza, por nombrar algunos) **mejorarán sin duda tu salud**.

Vivimos rodeados de pequeños estresores crónicos ante los que nuestro organismo no tiene respuesta. Tus células no entienden qué es el dinero, un ascenso en el trabajo, las notas de tus hijos en el colegio ni tienen la más mínima idea de por qué no muestra tu foto el algoritmo de esa red social, así como tampoco entiende por qué narices no te comes ese donuts con la cantidad de calorías «necesarias» que te va a aportar («¡a saber cuándo volvemos a comer!», piensa tu cerebro).

La vida moderna es así, y sería iluso decir que estos estresores pueden eliminarse de nuestra vida en algún momento. Pero la **hormesis** puede ayudarnos a enfrentar estos pequeños, pero continuos estresores del día a día. Actúa como una vacuna y nos hace más **resilientes**.

Hay un matiz: existe otro tipo de estresores que nos pueden provocar ciertas emociones. Tu organismo sí entiende el peligro que supone la exclusión social, los entornos desconocidos y hostiles o una relación tóxica. **Estas emociones tarde o temprano te dicen «basta»: con migrañas, fibromialgia, fatiga crónica y otras enfermedades que te dejarán en casa, en tu entorno «seguro».**

Con esto quiero decir que, antes de sumar estrés hormético, te asegures de no estar totalmente abatido emocionalmente (y para esto puede servir la ayuda de un buen profesional de la psicología).

Quisiera cerrar este libro con una advertencia: la hormesis no es milagrosa ni la solución para todos los problemas. Existen ejemplos de sociedades modernas que resaltan por sus bajas tasas de enfermedad y su longevidad que supera medias poblacionales. Un ejemplo de ellas son las **«zonas azules»** (*blue zones*): sus habitantes se exponen a estresores naturales de su entorno, llevan una alimentación natural y austera y se mueven a diario. Pero lo más especial que estas personas tienen en común es probablemente otra cosa: **la conexión social, la sensación de comunidad.**

Si queremos mantener la salud y alcanzar la longevidad necesitamos incorporar hormesis en nuestra vida, pero no lo hagamos solos. Su efecto puede ser «mágico» si lo hacemos con nuestra gente.

Bibliografía

INTRODUCCIÓN

Okazaki, Keito, *et al.,* «Metabolic features of cancer cells in NRF2 addiction status», *Biophysical Reviews,* vol. 12, 2 (2020): 435-441, <doi:10.1007/s12551-020-00659-8>.

Calabrese, Vittorio, *et al.,* «Cellular stress responses, hormetic phytochemicals and vitagenes in aging and longevity», *Biochimica et Biophysica Acta,* vol. 1822, 5 (2012): 753-783, <doi:10.1016/j.bbadis.2011.11.002>.

FRÍO

Knott, Graham, «Neurodegeneration: cold shock protects the brain», *Nature,* vol. 518, 7538 (2015): 177-178, <doi:10.1038/nature14195>.

Shevchuk, Nikolai A., «Adapted cold shower as a potential treatment for depression», *Medical Hypotheses,* vol. 70, 5 (2008): 995-1001, <doi:10.1016/j.mehy.2007.04.052>.

Carpentier, André C., *et al.,* «Brown adipose tissue energy metabolism in humans», *Frontiers in Endocrinology,* vol. 9, 447, 7 agosto 2018, <doi:10.3389/fendo.2018.00447>.

Lugo Leija, Hilda Anaid, *et al.,* «Cold-induced beigeing of stem cell-derived adipocytes is not fully reversible after return to normothermia», *Journal of Cellular and Molecular Medicine,* vol. 24, 19 (2020): 11434-11444, <doi:10.1111/jcmm.15749>.

Achari, Arunkumar E., y Sushil K. Jain, «Adiponectin, a therapeutic target for obesity, diabetes, and endothelial dysfunction», *International Journal of Molecular Sciences,* vol. 18, 6 1321, 21 junio 2017, <doi:10.3390/ijms18061321>.

Rizzo, Maria Rosaria, *et al.,* «Adiponectin and cognitive decline», *International Journal of Molecular Sciences,* vol. 21, 6 2010, 16 marzo, 2020, <doi:10.3390/ijms21062010>.

Roszkowska-Gancarz, Małgorzata, *et al.,* «Total and high molecular weight adiponectin and level-modifying polymorphisms of ADIPOQ in centenarians», *Endokryno-logia Polska,* vol. 63, 6 (2012): 439-446.

Bernal, Juan, *et al.,* «Thyroid hormone transporters-functions and clinical implications», *Nature Reviews. Endocrinology,* vol. 11, 7 (2015): 406-417, <doi:10.1038/nrendo.2015.66>.

Hanssen, Mark J. W., *et al.,* «Short-term cold acclimation improves insulin sensitivity in patients with type 2 diabetes mellitus», *Nature Medicine,* vol. 21, 8 (2015): 863-865, <doi:10.1038/nm.3891>.

Ziemann, Ewa, *et al.,* «Whole-body cryostimulation as an effective method of reducing low-grade inflammation in obese men», *The Journal of Physiological Sciences: JPS,* vol. 63, 5 (2013): 333-343, <doi:10.1007/s12576-013-0269-4>.

Buijze, Geert A., *et al.,* «The effect of cold showering on health and work: a randomized controlled trial», *PLOS ONE,* vol. 11, 9 e0161749, 15 sep. 2016, <doi:10.1371/journal.pone.0161749>.

Shevchuk, Nikolai A., «Adapted cold shower as a potential treatment for depression», *Medical Hypotheses,* vol. 70, 5 (2008): 995-1001, <doi:10.1016/j.mehy.2007.04.052>.

Shattock, Michael J., y Michael J. Tipton, «"Autonomic conflict": a different way to die during cold water immersion?», *The Journal of Physiology,* vol. 590, 14 (2012): 3219-3230, <doi:10.1113/jphysiol.2012.229864>.

CALOR

Guo, Yuming, *et al.,* «Global variation in the effects of ambient temperature on mortality: a systematic evaluation», *Epidemiology (Cambridge, Mass.),* vol. 25, 6 (2014): 781-789, <doi:10.1097/EDE.0000000000000165>.

Gasparrini, Antonio, *et al.,* «Mortality risk attributable to high and low ambient temperature: a multicountry observational study», *Lancet (London, England),* vol. 386, 9991 (2015): 369-375, <doi:10.1016/s0140-6736(14)62114-0>.

Patrick, Rhonda P., y Teresa L. Johnson, «Sauna use as a lifestyle practice to extend healthspan», *Experimental Gerontology,* vol. 154 (2021): 111509, <doi:10.1016/j.exger.2021.111509>.

Janssen, Clemens W., *et al.,* «Whole-body hyperthermia for the treatment of major depressive disorder: a randomized clinical trial», *JAMA Psychiatry,* vol. 73, 8 (2016): 789-795, <doi:10.1001/jamapsychiatry.2016.1031>.

Laukkanen, Tanjaniina, *et al.,* «Association between sauna bathing and fatal cardiovascular and all-cause mortality events», *JAMA Internal Medicine,* vol. 175, 4 (2015): 542-548, <doi:10.1001/jamainternmed.2014.8187>.

Tei, Chuwa, *et al.,* «Waon therapy for managing chronic heart failure-results from a multicenter prospective randomized WAON-CHF Study», *Circulation Journal: official journal of the Japanese Circulation Society,* vol. 80, 4 (2016): 827-834, <doi:10.1253/circj.CJ-16-0051>.

Sears, Margaret E., *et al.,* «Arsenic, cadmium, lead, and mercury in sweat: a systematic review», *Journal of Environmental and Public Health,* vol. 2012 (2012): 184745, <doi:10.1155/2012/184745>.

AYUNO

Lei, Yuchen, y Daniel J. Klionsky, «The emerging roles of autophagy in human diseases», *Biomedicines,* vol. 9, 11 1651, 9 nov. 2021, <doi:10.3390/biomedicines9111651>.

«Effects of intermittent fasting on health, aging, and disease», *The New England Journal of Medicine,* vol. 382, 10 (2020): 978, <doi:10.1056/NEJMx200002>.

Manoogian, Emily N. C., *et al.,* «Time-restricted eating for the prevention and management of metabolic diseases», *Endocrine Reviews,* vol. 43, 2 (2022): 405-436, <doi:10.1210/endrev/bnab027>.

Di Francesco, Andrea, *et al.,* «A time to fast», *Science* (New York, N. Y.), vol. 362, 6416 (2018): 770-775, <doi:10.1126/science.aau2095>.

Chow, Lisa S., *et al.*, «Exerkines in health, resilience and disease», *Nature reviews. Endocrinology,* vol. 18, 5 (2022): 273-289, <doi:10.1038/s41574-022-00641-2>.

Dunstan, David W., *et al.*, «Sit less and move more for cardiovascular health: emerging insights and opportunities», *Nature Reviews. Cardiology,* vol. 18, 9 (2021): 637-648, <doi:10.1038/s41569-021-00547-y>.

Benatti, Fabiana B., y Bente K. Pedersen, «Exercise as an anti-inflammatory therapy for rheumatic diseases-myokine regulation», *Nature Reviews. Rheumatology,* vol. 11, 2 (2015): 86-97, <doi:10.1038/nrrheum.2014.193>.

Kim, Hyeonwoo, *et al.*, «Irisin mediates effects on bone and fat via αV integrin receptors», *Cell,* vol. 175, 7 (2018): 1756-1768.e17, <doi:10.1016/j.cell.2018.10.025>.

Sherk, Vanessa D., y Clifford J. Rosen, «Senescent and apoptotic osteocytes and aging: Exercise to the rescue?», *Bone,* vol. 121 (2019): 255-258, <doi:10.1016/j.bone.2019.02.006>.

McDowell, Cillian P., *et al.*, «The effects of exercise training on anxiety in fibromyalgia patients: a meta-analysis», *Medicine and Science in Sports and Exercise,* vol. 49, 9 (2017): 1868-1876, <doi:10.1249/MSS.0000000000001290>.

Koster, Annemarie, *et al.*, «Association of sedentary time with mortality independent of moderate to vigorous physical activity», *PLOS ONE,* vol. 7, 6 (2012): e37696, <doi:10.1371/journal.pone.0037696>.

Benatti, Fabiana Braga, y Mathias Ried-Larsen, «The effects of breaking up prolonged sitting time: a review of experimental studies», *Medicine and Science in Sports and Exercise,* vol. 47, 10 (2015): 2053-2061, <doi:10.1249/MSS.0000000000000654>.

Pruimboom, Leo, *et al.*, «Physical activity protects the human brain against metabolic stress induced by a postprandial and chronic inflammation», *Behavioural Neurology,* vol. 2015 (2015): 569869, <doi:10.1155/2015/569869>.

Schnyder, Svenia, y Christoph Handschin, «Skeletal muscle as an endocrine organ: PGC-1α, myokines and exercise», *Bone*, vol. 80 (2015): 115-125, <doi:10.1016/j.bone.2015.02.008>.

Faigenbaum, Avery D., *et al.*, «Mythology of youth resistance training», *British Journal of Sports Medicine*, bjsports-2022-105804, 9 junio 2022, <doi:10.1136/bjsports-2022-105804>.

Perales, María, *et al.*, «Gestational exercise and maternal and child health: effects until delivery and at post-natal follow-up», *Journal of Clinical Medicine*, vol. 9, 2 379. 31 enero 2020, <doi:10.3390/jcm9020379>.

Wowdzia, Jenna B., *et al.*, «Maternal and fetal cardiovascular responses to acute high-intensity interval and moderate-intensity continuous training exercise during pregnancy: a randomized crossover trial», *Sports Medicine* (Auckland, N. Z.), vol. 53, 9 (2023): 1819-1833, <doi:10.1007/s40279-023-01858-5>.

Valenzuela, Pedro L., *et al.*, «Effects of physical exercise on physical function in older adults in residential care: a systematic review and network meta-analysis of randomised controlled trials», *The Lancet. Healthy Longevity*, vol. 4, 6 (2023): e247-e256, <doi:10.1016/S2666-7568(23)00057-0>.

RESPIRACIÓN

Pruimboom, Leo, y Frits A. J. Muskiet, «Intermittent living; the use of ancient challenges as a vaccine against the deleterious effects of modern life - A hypothesis», *Medical Hypotheses*, vol. 120 (2018): 28-42, <doi:10.1016/j.mehy.2018.08.002>.

Tolstun, Denis A., *et al.*, «Metabolic remodelling of mice by hypoxic-hypercapnic environment: imitating the naked mole-rat», *Biogerontology*, vol. 21, 2 (2020): 143-153, <doi:10.1007/s10522-019-09848-9>.

Tolstun, Denis A., *et al., Therapeutic Hypercapnia. Review*, vol. 3 (2022), <doi.org/10.47855/jal9020-2022-3>.

LIBROS

Valenzuela, Antonio: *Hijos de la adversidad. Cómo fortalecer tu salud a través de hábitos ancestrales*, Barcelona: Alienta Editorial, 2022.

Nestor, James: *Respira. La nueva ciencia de un arte olvidado*, Barcelona: Editorial Planeta, 2021.

Søberg, Susanna: *Winter Swimming. The Nordic Way Towards a Healthier and Happier Life*, UK: Quercus Editions-Hachette, 2022.

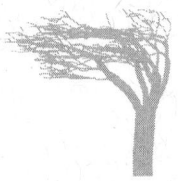

Hormesis se terminó
de imprimir en mayo
de 2024. Para su composición
se utilizaron las tipografías
Georgia de Matthew Carter
y Minion Pro
de Robert Slimbach.